Friske Salater 2023

Utforsk Nyskapende Kombinasjoner med Sunt og Velsmakende Salatmåltider

Nora Solberg

Resumo

Salada especial de frango 9
Cleópatra Salada De Frango 12
Salada tailandesa-vietnamita 15
salada de natal 18
Salada de batata verde 21
Salada de milho 25
Salada de repolho e salada de uva 27
salada cítrica 29
Salada de frutas 31
Salada de maçã 33
Salada de feijão e pimenta 35
Salada de cenoura e tâmaras 37
Molho cremoso para salada de páprica 39
salada havaiana 42
Salada de curry de frango 45
Salada de espinafre e morango 47
salada de restaurante 49
Salada clássica de macarrão 51
Roquefort salada de pêra 54
barbie salada de atum 56
salada de frango natalina 58
salada mexicana de feijão 60
Salada de Macarrão Ranch com Bacon 63
salada de batata vermelha 65

- Salada de feijão preto e cuscuz 67
- Frango grego Salada grega 69
- salada de frango chique 71
- Salada de frango com curry de frutas 73
- Maravilhosa salada de frango com curry 75
- Salada picante de cenoura 78
- Salada Asiática de Maçã 80
- Salada de abóbora e cevada 82
- salada com agrião 84
- Salada César 86
- Salada de frango e manga 88
- Salada de laranja com mussarela 91
- Salada de Três Feijões 93
- Salada de tofu e missô 95
- salada de rabanete japonesa 97
- salada sudoeste 99
- Salada caprese com macarrão 101
- Salada de truta defumada 103
- Salada de ovo com feijão 106
- Salada de Ambrosia 107
- fatia de salada 110
- Salada de Calabresa Espanhola 112
- salada de mimosa 114
- Salada clássica Waldorf 116
- salada de ervilha 118
- Salada de frango com presunto 120
- Deliciosa salada de rúcula com camarões 123

Salada de camarão 126
Salada de melão e presunto 130
Salada de milho e feijão branco 132
Salada de camarão à moda tailandesa 135
Deliciosa salada com molho picante de abacaxi 139
Frango grelhado e salada de rúcula 143
Salada de macarrão com molho e cebolinha 145
carvão com vinagrete de tomate 148
Deliciosa salada de caranguejo 151
Salada de frango e cevada 155
Salada de alabote e pêssego 159
Salada de beterraba e queijo 162
salada verde italiana 165
Salada de Brócolis e Cranberry 167
Deliciosa salada Marconi 170
Salada de batata e bacon 172
Salada de Alface e Roquefort 175
Salada de atum 179
salada de macarrão 181
Salada de frango com pasta de gergelim 185
salada de batata tradicional 187
quinoa Tabbouleh 190
salada morena 192
Salada de morango e queijo feta 194
Salada de pepino 196
uma salada colorida 198
salada de grão de bico 200

Salada picante de abacate e pepino 203

Salada de manjericão, queijo feta e tomate 205

Salada de macarrão e espinafre.. 207

Tomate seco cevada e manjericão.. 209

Salada cremosa de frango 211

Grama Verde Refrescante 213

Salada de abacate e rúcula com queijo feta 215

Salada de grão de bico verde germinado.. 217

salada de grão de bico 220

Salada especial de frango

ingredientes

1½ peso corporal de aves em fatias finas pratos diversos, costeletas

2 colheres de sopa. óleo vegetal

Programa para grelhar recomendado: McCormick's BBQ grill Mates Montreal Meal Seasoning ou Raw Sodium and Pepper

3 colheres redondas. ótima manteiga de amendoim

3 colheres de sopa de tempero de soja preta

1/4 xícara de qualquer suco de fruta

2 colheres de chá de especiarias picantes

1 limão

1/4 pepino sem sementes, cortado em fatias

1 xícara de cenoura ralada

2 xícaras de alface picada

4 pãezinhos crocantes, Caesars ou Talkers, divididos

método

Aqueça uma assadeira ou uma frigideira antiaderente grande. Pincele as aves com azeite e coloque a grelha na grelha e cozinhe por 3 minutos de cada lado em duas fornadas.

Coloque a manteiga de amendoim em uma tigela para micro-ondas e leve ao micro-ondas por cerca de 20 segundos. Misture soja, suco de frutas, especiarias picantes e suco de limão com manteiga de amendoim. Misture o espetinho de frango com os temperos. Adicione legumes recém-cortados. Espalhe 1/4 das verduras frescas no pão de sanduíche e decore com 1/4 da mistura de Satay. Coloque as tampas nos sanduíches e sirva ou embale-os para viagem.

Aproveitar!

Cleópatra Salada De Frango

ingredientes

1 ½ peito de frango

2 colheres de sopa. azeite extra virgem

1/4 colher de chá de flocos vermelhos esmagados

4 dentes de alho, esmagados

1/2 copo de vinho branco seco

1/2 laranja, espremida na hora

Um punhado de salsa de folha plana fatiada

sódio grosso e pimenta preta

método

Aqueça um pacote grande de antiaderente no fogão. Adicione o azeite extra virgem e aqueça. Adicione a baguete amassada, os dentes de alho amassados e o peito de frango. Frite o peito de frango até dourar bem por todos os lados, cerca de 5-6 minutos. Deixe o líquido ferver e os pratos cozinharem por mais 3-4 minutos, depois retire a panela do fogo. Esprema o suco de limão espremido na hora sobre as aves e sirva com uma dose de salsinha e sal a gosto. Sirva imediatamente.

Aproveitar!

Salada tailandesa-vietnamita

ingredientes

3 alfaces latinas picadas

2 xícaras de brotos de vegetais frescos, qualquer variedade

1 xícara de daikon perfeitamente fatiado ou rabanete vermelho

2 xícaras de ervilha

8 chalotas picadas

½ pepino sem sementes, cortado ao meio no sentido do comprimento

1 litro de tomates uva amarelos ou vermelhos

1 cebola roxa, esquartejada e perfeitamente fatiada

1 seleção de grandes resultados frescos, aparados

1 escolha de manjericão fresco, picado

2 pacotes de 2 onças de nozes fatiadas, encontradas no corredor de cozimento

8 torradas de amêndoa ou anis, cortadas em pedaços de 1 polegada

1/4 xícara de molho de soja tamari preto

2 colheres de sopa. óleo vegetal

4 a 8 hambúrgueres de frango em fatias finas, dependendo do tamanho

sal e pimenta preta fresca

1 libra. mahi mahi

1 lima madura

método

Misture todos os ingredientes em uma tigela grande e sirva gelado.

Aproveitar!

salada de natal

ingredientes

Spray de cozinha antiaderente

2 colheres de sopa. calda de nozes

2 colheres de sopa. açúcar mascavo

2 colheres de sopa. cidra de maçã

1 quilo de presunto, completamente pronto, cortado em cubos grandes

½ libra de grãos por gravata borboleta, cozido

3 colheres de sopa de deliciosos pepinos fatiados

Salada

½ xícara de cebola roxa fatiada

1 xícara de Gouda em cubos pequenos

3 colheres de sopa de folhas de salsa fresca fatiadas

Vinagrete, siga a fórmula

Feijão em Conserva Orgânico:

1 libra de ervilhas, reduzidas, cortadas em terços

1 colher de chá. alho fatiado

1 colher de chá. flocos vermelhos

2 colheres de sopa de azeite extra virgem

1 colher de chá. vinagre branco

Uma pitada de sal

Pimenta preta

método

Pré-aqueça o forno a 350 graus F. Cubra uma assadeira com spray de cozinha antiaderente. Em uma tigela média, misture o xarope de nozes, a glicose marrom e a cidra de maçã. Adicione o presunto e misture bem. Coloque a mistura de presunto na panela e cozinhe até ficar quente e o presunto dourar, cerca de 20 a 25 minutos. Retire do forno e reserve.

Adicione o trigo, os pepinos em conserva e a salsa ao prato com o vinagrete e misture bem. Encha um prato grande com a salada Bibb's e cubra com queijo parmesão. Coloque a cebola roxa, o queijo gouda, as ervilhas em conserva e o presunto preparado em fileiras sobre o grão. Servir.

Aproveitar!

Salada de batata verde

ingredientes

7-8 chalotas, limpas, secas e picadas, partes verdes e brancas

1 pequena seleção de cebolinha, fatiada

1 colher de chá. sal kosher

pimenta branca moída na hora

2 colheres de sopa. água

8 colheres de sopa de azeite extra virgem

2 aipos vermelhos em peso, lavados

3 folhas de louro

6 colheres de sopa de vinagre preto

2 chalotas, descascadas, cortadas em quartos no sentido do comprimento, em fatias finas

2 colheres de sopa. mostarda dijon suave

1 colher de sopa. alcaparras fatiadas

1 colher de chá. líquido de alcaparras

1 maço de estragão picado

método

No liquidificador, bata as chalotas e a cebolinha. Tempere a gosto com sal. Adicione água e misture. Despeje 5 colheres de sopa. azeite de oliva extra virgem lentamente pela parte superior da batedeira e bata até ficar homogêneo. Leve o aipo para ferver em uma panela com água, abaixe o fogo e deixe ferver. Tempere a água com uma pitada de sal e junte as folhas de louro. Cozinhe o aipo até ficar macio quando perfurado com uma lâmina, cerca de 20 minutos.

Em uma tigela grande o suficiente para o aipo, misture o vinagre preto, chalotas, mostarda, alcaparras e estragão. Adicione o azeite extra virgem restante. Escorra o aipo e retire as folhas de louro.

Espalhe o aipo em um prato e pique cuidadosamente com os dentes de um garfo. Tempere cuidadosamente com reforço e sódio e misture bem. Finalize adicionando a mistura de chalotas e azeite extra virgem. Misture bem. Mantenha quente a 70 graus até servir.

Aproveitar!

Salada de milho

ingredientes

3 espigas de milho doce

1/2 xícara de cebola fatiada

1/2 xícara de páprica fatiada

1/2 xícara de tomates fatiados

sal a gosto

Para molho de salada

2 colheres de sopa. Azeite

2 colheres de sopa. Suco de limão

2 colheres de chá de pimenta em pó

método

As espigas de milho devem ser grelhadas em fogo médio até ficarem levemente carbonizadas. Depois de assar, deve-se retirar o miolo das espigas com uma faca. Agora pegue uma tigela e misture os grãos, cebola picada, pimentão e tomate com sal e reserve a tigela. Agora faça o molho para salada misturando azeite, suco de limão e pimenta em pó e deixe esfriar. Antes de servir, despeje o molho sobre a salada e sirva.

Aproveitar!

Salada de repolho e salada de uva

ingredientes

2 repolhos, picados

2 xícaras de uvas verdes cortadas ao meio

1/2 xícara de coentro bem picadinho

2 pimentões verdes, picados

Azeite

2 colheres de sopa. Suco de limão

2 colheres de chá de açúcar em pó

Sal e pimenta a gosto

método

Para preparar o molho para salada, leve para uma tigela o azeite, o suco de limão, o açúcar, o sal e a pimenta, misture bem e deixe esfriar. Agora transfira o restante dos ingredientes para outra tigela, misture bem e reserve. Antes de servir a salada, adicione o molho de salada gelado e misture delicadamente.

Aproveitar!

salada cítrica

ingredientes

1 xícara de macarrão integral, cozido

1/2 xícara de páprica fatiada

1/2 xícara de cenoura, escaldada e picada

1 cebola verde, picada

1/2 xícara de laranjas, fatiadas

1/2 xícara de rodelas de limão doce

1 xícara de broto de feijão

1 xícara de requeijão light

2-3 colheres de sopa de folhas de hortelã

1 colher de chá. mostarda em pó

2 colheres de sopa. Açúcar em pó

sal a gosto

método

Para fazer o molho, coloque o requeijão, as folhas de hortelã, a mostarda em pó, o açúcar e o sal em uma tigela e misture bem até que o açúcar se dissolva. Misture o restante dos ingredientes em outra tigela e deixe descansar. Antes de servir, adicione o molho à salada e sirva frio.

Aproveitar!

Salada de frutas

ingredientes

2-3 folhas de alface cortadas em pedaços

1 batata, picada

½ xícara de uvas

2 laranjas

½ xícara de morangos

1 melancia

2 colheres de sopa. Suco de limão

1 colher de sopa. Querido

1 colher de chá. flocos de pimenta vermelha

método

Leve o suco de limão, mel e flocos de pimenta em uma tigela e misture bem e reserve. Agora coloque os ingredientes restantes em outra tigela e misture bem. Antes de servir, adicione o molho à salada e sirva imediatamente.

Aproveitar!

Salada de maçã

ingredientes

1/2 xícara de purê de melão

1 colher de chá. cominho, torrado

1 colher de chá. Coentro

Sal e pimenta a gosto

2-3 alfaces, cortadas em pedaços

1 repolho, picado

1 cenoura ralada

1 pimentão cortado em cubos

2 colheres de sopa. Suco de limão

½ xícara de uvas picadas

2 maçãs, picadas

2 cebolas verdes, picadas

método

Coloque o repolho, a alface, a cenoura ralada e o pimentão em uma panela, cubra com água fria e leve ao fogo e cozinhe até ficar crocante, isso pode levar até 30 minutos. Neste ponto, escorra-os e amarre-os em um pano e coloque-os na geladeira. Agora as maçãs são levadas para uma tigela com suco de limão e guardadas na geladeira. Agora coloque o restante dos ingredientes em uma tigela e misture bem. Sirva a salada imediatamente.

Aproveitar!

Salada de feijão e pimenta

ingredientes

1 xícara de feijão carioca cozido

1 xícara de grão-de-bico, demolhado e cozido

Azeite

2 cebolas picadas

1 colher de chá. coentro picado

1 pimenta

2 colheres de sopa. Suco de limão

1 colher de chá. Pimenta em pó

sal

método

Fure os pimentões com um garfo e pincele-os com azeite e leve-os a assar em lume brando. Nesse ponto, os pimentões são imersos em água fria, depois a pele queimada é removida e cortada em fatias. Adicione o restante dos ingredientes ao pimentão e misture bem. Deixe esfriar por uma hora ou mais antes de servir.

Aproveitar!!

Salada de cenoura e tâmaras

ingredientes

1 ½ xícaras de cenoura ralada

1 cabeça de alface

2 colheres de sopa. amêndoas torradas e picadas

Molho de limão

método

Coloque as cenouras raladas em uma panela com água fria e reserve por cerca de 10 minutos, depois escorra. Agora o mesmo deve ser repetido com a cabeça de alface. Agora leve as cenouras e a salada junto com os outros ingredientes em uma tigela e guarde na geladeira antes de servir. Sirva a salada polvilhada com amêndoas torradas e picadas.

Aproveitar!!

Molho cremoso para salada de páprica

ingredientes

2 xícaras de maionese

1/2 xícara de leite

água

2 colheres de sopa. vinagre de maça

2 colheres de sopa. Suco de limão

2 colheres de sopa. parmesão

sal

Um pouco de molho de pimenta

Um pouco de molho Worcestershire

método

Pegue uma tigela grande, reúna todos os ingredientes e misture bem para que não fiquem grumos. Quando a mistura atingir a consistência cremosa desejada, despeje-a na salada de frutas e vegetais frescos e, em seguida, a salada estará pronta para ser servida com o molho para salada. Este molho de pimenta cremoso e picante não é bom apenas para saladas, mas também pode ser servido com frango, hambúrgueres e sanduíches.

Aproveitar!

salada havaiana

ingredientes

Para o molho de laranja

Colher. farinha de milho

Laranja em um copo de abóbora

1/2 xícara de suco de laranja

Canela em pó

para a salada

5-6 folhas de alface

1 abacaxi, em cubos

2 bananas, cortadas em pedaços

1 pepino, em cubos

2 tomates

2 laranjas, cortadas

4 datas negras

sal a gosto

método

Para preparar o molho para salada, pegue uma tigela e misture o amido de milho com o suco de laranja, depois acrescente a polpa de laranja na tigela e cozinhe até engrossar a consistência do molho. Em seguida, adicione canela em pó e pimenta em pó à tigela e leve à geladeira por algumas horas. Em seguida, prepare a salada, coloque as folhas de alface em um recipiente e cubra com água por cerca de 15 minutos. Agora coloque os tomates fatiados em uma tigela com pedaços de abacaxi, maçã, banana, pepino e rodelas de laranja, sal a gosto e misture bem. Agora adicione-o às folhas de alface e despeje o molho resfriado sobre a salada antes de servir.

Aproveitar!!

Salada de curry de frango

ingredientes

2 peitos de frango desossados e sem pele, cozidos e partidos

3-4 talos de aipo picados

1/2 xícara de maionese com baixo teor de gordura

2-3 colheres de chá de caril em pó

método

Coloque o peito de frango sem osso e sem pele cozido em uma tigela média com os ingredientes restantes, aipo, maionese com baixo teor de gordura e curry em pó e misture bem. Então esta receita deliciosa e fácil está pronta para servir. Esta salada pode ser usada como recheio de sanduíche com alface por cima.

Aproveitar!!

Salada de espinafre e morango

ingredientes

2 colheres de chá de sementes de gergelim

2 colheres de chá de sementes de papoula

2 colheres de chá de açúcar branco

Azeite

2 colheres de chá de páprica

2 colheres de chá de vinagre branco

2 colheres de chá de molho Worcestershire

Cebola picada

Espinafre lavado e cortado em pedaços

Morangos em quartos, cortados em pedaços

Menos de uma xícara de amêndoas, descascadas e escaldadas

método

Pegue uma tigela média; misture sementes de papoula, sementes de gergelim, açúcar, azeite, vinagre e páprica com molho inglês e cebola. Misture bem e cubra, em seguida, leve à geladeira por pelo menos uma hora. Pegue outra tigela e misture o espinafre, os morangos e as amêndoas, depois despeje a mistura de ervas por cima e refrigere a salada por pelo menos 15 minutos antes de servir.

Aproveitar!

salada de restaurante

ingredientes

Um saco de 16 onças de mix de salada de repolho

1 cebola picada

Menos de uma xícara de molho cremoso para salada

Óleo vegetal

1/2 xícara de açúcar branco

sal

sementes de papoula

vinagre branco

método

Pegue uma tigela grande; misture a mistura de salada de repolho e a cebola. Agora pegue outra tigela e misture o molho para salada, o óleo vegetal, o vinagre, o açúcar, o sal e as sementes de papoula. Depois de misturar bem, adicione a mistura à mistura de salada de repolho e tampe bem. Antes de servir a deliciosa salada, coloque-a na geladeira por pelo menos uma ou duas horas.

Aproveitar!

Salada clássica de macarrão

ingredientes

4 xícaras de macarrão de cotovelo, cru

1 xícara de maionese

Menos de uma xícara de vinagre branco destilado

1 xícara de açúcar branco

1 colher de chá. Mostarda

sal

pimenta preta, moída

Uma cebola grande, bem picada

Cerca de uma xícara de cenoura ralada

2-3 talos de aipo

2 pimentas quentes, picadas

método

Pegue uma panela grande e leve a água com sal para ferver, adicione o macarrão e deixe ferver e deixe esfriar por cerca de 10 minutos e escorra. Agora pegue uma tigela grande e adicione vinagre, maionese, açúcar, vinagre, mostarda, sal e pimenta e misture bem. Depois de bem misturado, acrescente o aipo, o pimentão verde, a pimenta da Jamaica, a cenoura e o macarrão e misture bem novamente. Depois de misturar bem todos os ingredientes, deixe na geladeira por pelo menos 4-5 horas antes de servir a deliciosa salada.

Aproveitar!

Roquefort salada de pêra

ingredientes

Alface, cortada em pedaços

Cerca de 3-4 peras, descascadas e picadas

1 lata de queijo roquefort ralado ou esfarelado

cebola verde, fatiada

Cerca de uma xícara de açúcar branco

1/2 lata de pecans

Azeite

2 colheres de chá de vinagre de vinho tinto

mostarda, a gosto

Um dente de alho

Sal e pimenta preta, a gosto

método

Leve uma panela e aqueça o óleo em fogo médio, depois misture o açúcar com as nozes e continue mexendo até que o açúcar se dissolva e as nozes fiquem caramelizadas, depois deixe esfriar. Agora pegue outra tigela e adicione óleo, vinagre, açúcar, mostarda, alho, sal e pimenta-do-reino e misture bem. Agora misture a alface, peras e queijo azul, abacate e cebolinha em uma tigela, adicione a mistura de especiarias, polvilhe com nozes caramelizadas e sirva.

Aproveitar!!

barbie salada de atum

ingredientes

Lata de atum albacora

½ xícara de maionese

Colher. queijo parmesão

Picles doces, a gosto

cebola em flocos, a gosto

Curry em pó a gosto

salsa seca, a gosto

Dill, seco, a gosto

Alho em pó, a gosto

método

Pegue uma tigela e adicione todos os ingredientes e misture bem. Deixe-os esfriar por uma hora antes de servir.

Aproveitar!!

salada de frango natalina

ingredientes

1 libra de frango, cozido

uma xícara de maionese

Uma colher de chá. páprica

Cerca de duas xícaras de cranberries secas

2 cebolas verdes, finamente picadas

2 pimentões verdes, picados

Uma xícara de nozes picadas

Sal e pimenta preta, a gosto

método

Pegue uma tigela média, misture a maionese, a páprica e tempere com sal, se necessário. Agora pegue os cranberries, aipo, páprica, cebola e nozes e misture bem. Agora adicione o frango cozido e misture bem novamente. Tempere-os a seu gosto e, se necessário, adicione um pouco de pimenta-do-reino moída. Deixe esfriar por pelo menos uma hora antes de servir.

Aproveitar!!

salada mexicana de feijão

ingredientes

Uma lata de feijão preto

Uma lata de feijão vermelho

Lata de feijão cannellini

2 pimentões verdes, picados

2 pimentões vermelhos

Um pacote de grãos de milho congelados

1 cebola roxa, finamente picada

Azeite

1 colher de sopa. vinagre de vinho tinto

½ xícara de suco de limão

sal

1 alho, esmagado

1 colher de sopa. coentro

1 colher de chá. cominho em pó

Pimenta preta

1 colher de chá. Molho picante

1 colher de chá. Pimenta em pó

método

Pegue uma tigela e misture o feijão, o pimentão, o milho congelado e a cebola roxa. Agora pegue outra tigela pequena, misture o azeite, o vinagre de vinho tinto, o suco de limão, o coentro, o cominho, a pimenta-do-reino e tempere e acrescente o molho picante com pimenta em pó. Despeje sobre o molho e misture bem. Deixe-os esfriar por uma ou duas horas antes de servir.

Aproveitar!!

Salada de Macarrão Ranch com Bacon

ingredientes

Um frasco de rotini tricolor cru

9-10 fatias de bacon

uma xícara de maionese

mistura de molho para salada

1 colher de chá. Pó de alho

1 colher de chá. alho pimenta

1/2 xícara de leite

1 tomate, picado

Uma lata de azeitonas pretas

Uma xícara de queijo cheddar ralado

método

Coloque um pouco de água salgada em uma panela e deixe ferver. Cozinhe o macarrão até ficar macio, cerca de 8 minutos. A essa altura, pegue uma panela e aqueça o óleo na panela e refogue o bacon e quando estiver cozido, escorra e pique. Pegue outra tigela e acrescente os demais ingredientes e acrescente ao macarrão e à pancetta. Sirva bem misturado.

Aproveitar!!

salada de batata vermelha

ingredientes

4 batatas vermelhas novas, descascadas e lavadas

2 ovos

meio quilo de bacon

Cebola, finamente picada

talo de aipo, picado

cerca de 2 xícaras de maionese

Sal e pimenta a gosto

método

Despeje a água com sal em uma panela e deixe ferver, adicione as batatas novas e cozinhe por cerca de 15 minutos até ficarem macias. Em seguida, coe as batatas e deixe esfriar. Agora coloque os ovos em uma panela e cubra-os com água fria e leve a água para ferver e retire a panela do fogo e reserve. Neste ponto, cozinhe o bacon, escorra e reserve. Agora adicione os ingredientes junto com as batatas e o bacon e misture bem. Esfrie e sirva.

Aproveitar!!

Salada de feijão preto e cuscuz

ingredientes

Uma xícara de cuscuz, cru

Cerca de duas xícaras de caldo de galinha.

Azeite

2-3 colheres de sopa de suco de limão

2-3 colheres de sopa de vinagre de vinho tinto

Sementes de cominho

2 cebolas verdes, picadas

1 pimenta vermelha picada

Coentro, fresco picado

Uma xícara de grãos de milho congelados

Duas latas de feijão preto

Sal e pimenta a gosto

método

Leve o caldo de galinha para ferver e acrescente o cuscuz e cozinhe na panela com tampa e reserve. Agora misture o azeite, suco de limão, vinagre e cominho, depois acrescente a cebola, pimenta, coentro, milho, feijão e camada. Neste ponto, misture todos os ingredientes e deixe esfriar por algumas horas antes de servir.

Aproveitar!!

Frango grego Salada grega

ingredientes

2 xícaras de frango, cozido

1/2 xícara de cenouras, fatiadas

1/2 xícara de pepino

Cerca de uma xícara de azeitonas pretas picadas

Cerca de uma xícara de queijo feta, ralado ou esfarelado

molho italiano para salada

método

Pegue uma tigela grande, pegue o frango cozido, a cenoura, o pepino, as azeitonas e o queijo e misture bem. Agora adicione o molho para salada e misture bem novamente. Agora coloque a tigela com a tampa na geladeira. Sirva frio.

Aproveitar!!

salada de frango chique

ingredientes

½ xícara de maionese

2 colheres de sopa. vinagre de maça

1 alho picado

1 colher de chá. Endro fresco, finamente picado

1 libra de peito de frango cozido sem osso e sem pele

½ xícara de queijo feta, ralado

1 pimenta vermelha

método

A maionese, o vinagre, o alho e o endro devem ser bem misturados e deixados na geladeira por pelo menos 6 a 7 horas ou durante a noite. Agora misture o frango, o pimentão e o queijo e deixe esfriar por algumas horas e depois sirva uma saudável e deliciosa receita de salada.

Aproveitar!!

Salada de frango com curry de frutas

ingredientes

4-5 peitos de frango, cozidos

talo de aipo, picado

Cebolas verdes

Cerca de uma xícara de passas douradas

Maçã, descascada e cortada

pecans, torrado

Uva verde, sem sementes e cortada ao meio

caril em pó

Uma xícara de maionese com baixo teor de gordura

método

Pegue uma tigela grande e pegue todos os ingredientes como aipo, cebola, passas, maçãs fatiadas, nozes torradas, uvas verdes sem sementes ao curry e maionese e misture bem. Depois de bem misturados, deixe-os descansar por alguns minutos e depois sirva uma deliciosa e saudável salada de frango.

Aproveitar!!

Maravilhosa salada de frango com curry

ingredientes

Cerca de 4-5 peitos de frango desossados e sem pele, cortados ao meio

uma xícara de maionese

Cerca de uma xícara de chutney

Uma colher de chá. caril em pó

Cerca de uma colher de chá. de pimenta

Nozes, cerca de uma xícara, picadas

1 xícara de uvas, sem sementes e cortadas ao meio

1/2 xícara de cebola, finamente picada

método

Pegue uma panela grande, cozinhe os peitos de frango por cerca de 10 minutos e, quando estiverem cozidos, corte-os em pedaços com um garfo. Em seguida, escorra-os e deixe-os esfriar. Agora pegue outra tigela e adicione maionese, molho picante, curry em pó e pimenta e misture-os. Em seguida, misture os peitos de frango cozidos e picados e acrescente as nozes, o curry e a pimenta. Coloque a salada na geladeira por algumas horas antes de servir. Esta salada é uma ótima opção para hambúrgueres e sanduíches.

Aproveitar!

Salada picante de cenoura

ingredientes

2 cenouras picadas

1 alho picado

Cerca de um copo de água 2-3 colheres de sopa. Suco de limão

Azeite

sal a gosto

pimenta a gosto

pedaços de pimenta

Salsa, fresca e picada

método

Coloque as cenouras no microondas e cozinhe-as com alho picado e água por alguns minutos. Retire do micro-ondas quando a cenoura estiver cozida e macia. Em seguida, coe as cenouras e reserve. Agora adicione suco de limão, azeite, flocos de pimenta, sal e salsa à tigela de cenoura e misture bem. Deixe esfriar por algumas horas e então a deliciosa salada picante está pronta para servir.

Aproveitar!!

Salada Asiática de Maçã

ingredientes

2-3 colheres de chá Vinagre de arroz 2-3 colheres de sopa.

limonada

sal a gosto

açúcar

1 colher de chá. Molho de peixe

1 julienne jicama

1 maçã, picada

2 cebolinhas, finamente picadas

hortelã-pimenta

método

Vinagre de arroz, sal, açúcar, suco de limão e molho de peixe devem ser bem misturados em uma tigela média. Depois de bem misturado, adicione a jicama cortada em juliana na tigela junto com as maçãs em cubos e misture bem. Em seguida, adicione e mexa as costeletas de chalota e a hortelã. Deixe a salada esfriar um pouco antes de servir em um sanduíche ou hambúrguer.

Aproveitar!!

Salada de abóbora e cevada

ingredientes

1 abobrinha

2 chalotas picadas

1 abóbora amarela

Azeite

Um pote de cevada cozida

aneto

Salsinha

½ xícara de queijo de cabra, ralado

Pimenta e sal a gosto

método

Abobrinhas, chalotas picadas e abóbora amarela devem ser douradas em azeite em fogo médio. Eles devem ser cozidos por alguns minutos até ficarem macios. Agora coloque-os em uma tigela e adicione cevada cozida, salsa, queijo de cabra picado, endro, sal e pimenta e misture novamente. Deixe a salada esfriar por algumas horas antes de servir o prato.

Aproveitar!!

salada com agrião

ingredientes

1 melancia, em cubos

2 pêssegos fatiados

1 maço de agrião

Azeite

½ xícara de suco de limão

sal a gosto

pimenta a gosto

método

Misture os cubos de melancia e as fatias de pêssego com o agrião em uma tigela média e regue com azeite e suco de limão. Em seguida, tempere-os a seu gosto e, se necessário, adicione sal e pimenta a gosto. Depois que todos os ingredientes estiverem bem combinados e bem misturados, reserve ou você pode refrigerar por algumas horas e então a salada de frutas rica e saudável está pronta para servir.

Aproveitar!!

Salada César

ingredientes

3 dentes de alho, picados

3 anchovas

½ xícara de suco de limão

1 colher de chá. molho inglês

Azeite

gema

1 cabeça de alface romana

½ xícara de queijo parmesão, ralado

brinde

método

Misture os dentes de alho picados com anchovas e suco de limão, adicione o molho inglês, sal, pimenta e gema de ovo e bata novamente até ficar homogêneo. Esta mistura prepara-se na batedeira a baixa velocidade, junta-se agora aos poucos o azeite e depois a alface romana. A mistura deve então ser deixada de lado por algum tempo. Sirva a salada com queijo parmesão e croutons.

Aproveitar!!

Salada de frango e manga

ingredientes

2 peitos de frango sem osso, cortados em pedaços

vegetais misturados

2 mangas picadas

¼ xícara de suco de limão

1 colher de chá. gengibre ralado

2 colheres de chá de mel

Azeite

método

O suco de limão e o mel devem ser misturados em uma tigela e, em seguida, o gengibre ralado e o azeite devem ser adicionados. Depois de misturar os ingredientes em uma tigela, reserve. O frango é então grelhado e deixado esfriar e, após o resfriamento, o frango é cortado em cubos pequenos. Em seguida, transfira o frango para uma tigela e misture bem com os legumes e as mangas. Depois de misturar todos os ingredientes, deixe esfriar e sirva uma deliciosa e interessante salada.

Aproveitar!!

Salada de laranja com mussarela

ingredientes

2-3 laranjas, cortadas

Queijo mussarela

folhas de manjericão fresco, picadas

Azeite

sal a gosto

pimenta a gosto

método

Mussarela e fatias de laranja são misturadas, folhas de manjericão frescas picadas. Depois de misturá-los bem, regue a mistura com azeite e tempere. Em seguida, adicione sal e pimenta a gosto, se necessário. Antes de servir a salada, deixe esfriar por algumas horas, pois assim você consegue os sabores certos para a salada.

Aproveitar!!

Salada de Três Feijões

ingredientes

1/2 xícara de vinagre de cidra

cerca de uma xícara de açúcar

Uma xícara de óleo vegetal

sal a gosto

½ xícara de feijão verde

½ xícara de feijão de cera

½ xícara de feijão carioca

2 cebolas roxas, finamente picadas

Sal e pimenta a gosto

folhas de salsa

método

Coloque o vinagre de maçã, o óleo vegetal, o açúcar e o sal em uma panela e deixe ferver, acrescente o feijão junto com a cebola roxa fatiada e deixe marinar por pelo menos uma hora. Depois de uma hora, tempere com sal, sal e pimenta se necessário e sirva com salsa fresca.

Aproveitar!!

Salada de tofu e missô

ingredientes

1 colher de chá. Gengibre, finamente picado

3-4 colheres de sopa de missô

água

1 colher de sopa. vinagre de arroz

1 colher de chá. Molho de soja

1 colher de chá. pasta de pimenta

1/2 xícara de óleo de amendoim

1 espinafre baby picado

½ xícara de tofu, cortado em pedaços

método

Gengibre picado é batido com missô, água, vinagre de arroz, molho de soja e pasta de pimenta. Então, essa mistura precisa ser misturada com meia xícara de óleo de amendoim. Depois de bem misturado, adicione o tofu em cubos e os espinafres picados. Esfrie e sirva.

Aproveitar!!

salada de rabanete japonesa

ingredientes

1 melancia, fatiada

1 rabanete, fatiado

1 chalota

1 cobertor verde bebê

Visualizador de imagens

1 colher de chá. Vinagre de arroz

1 colher de chá. Molho de soja

1 colher de chá. gengibre ralado

sal

óleo de gergelim

Óleo vegetal

método

Coloque a melancia, rabanete, cebolinha e verduras em uma tigela e reserve. Agora pegue outro recipiente, adicione mirin, vinagre, sal, gengibre ralado, molho de soja com óleo de gergelim e óleo vegetal e misture bem. Depois que os ingredientes da tigela estiverem bem misturados, espalhe essa mistura sobre a tigela de melancia e rabanete. Em seguida, uma salada interessante, mas muito saborosa, está pronta para servir.

Aproveitar!!

salada sudoeste

ingredientes

1 xícara de maionese

1 xícara de manteiga

1 colher de chá. Molho Worcestershire quente

1 colher de chá. coentro

3 cebolinhas

1 colher de sopa. casca de laranja

1 alho picado

1 cabeça de alface romana

1 abacate, picado

jicama

½ xícara de queijo picante, ralado ou esfarelado

2 laranjas, cortadas

sal a gosto

método

A maionese e a banha são misturadas com molho Worcestershire quente, chalotas, casca de laranja, coentro, alho picado e sal. Agora pegue outra tigela e misture a alface romana, os abacates e a jicama com as laranjas e o queijo ralado. Agora despeje o purê de leitelho na tigela de laranjas e reserve antes de servir para trazer o sabor certo à salada.

Aproveitar!!

Salada caprese com macarrão

ingredientes

1 pacote de Fusilli

1 xícara de mussarela, em cubos

2 tomates, sem sementes e picados

folhas frescas de manjericão

¼ xícara de pinhões, torrados

1 alho picado

Sal e pimenta a gosto

método

O fusilli deve ser cozido de acordo com as instruções e depois deixado esfriar. Depois de esfriar, misture com a mussarela, o tomate, os pinhões torrados, o alho picado e as folhas de manjericão e tempere, acrescentando sal e pimenta a gosto se necessário. Reserve toda a mistura de salada para esfriar e sirva com sanduíches ou hambúrgueres ou qualquer outro alimento.

Aproveitar!!

Salada de truta defumada

ingredientes

2 colheres de sopa. vinagre de maça

Azeite

2 chalotas picadas

1 colher de chá. rábano

1 colher de chá. mostarda dijon

1 colher de chá. Querido

Sal e pimenta a gosto

1 lata de truta fumada, em flocos

2 maçãs, fatiadas

2 beterrabas, cortadas

salada de rúcula

método

Pegue uma tigela grande e adicione os flocos de truta defumada junto com as maçãs cortadas em juliana, a beterraba e a rúcula e, em seguida, reserve a tigela. Agora pegue outra tigela e misture o vinagre de maçã, o azeite, a raiz-forte, as chalotas picadas, o mel e a mostarda Dijon e tempere a mistura a seu gosto e adicione sal e pimenta a seu gosto. Agora pegue esta mistura e despeje sobre a tigela com as maçãs cortadas em juliana e misture bem antes de servir a salada.

Aproveitar!!

Salada de ovo com feijão

ingredientes

1 xícara de feijão verde, escaldado

2 rabanetes, fatiados

2 ovos

Azeite

Sal e pimenta a gosto

método

Os ovos são primeiro cozidos com acelga suíça, depois misturados com feijão verde escaldado e rabanete picado. Misture bem, regue com azeite e acrescente sal e pimenta a gosto. Depois que todos os ingredientes estiverem bem misturados, reserve e deixe esfriar. Quando a mistura esfriar, a salada está pronta para servir.

Aproveitar!!

Salada de Ambrosia

ingredientes

1 xícara de leite de coco

2-3 fatias de casca de laranja

Algumas gotas de essência de baunilha

1 xícara de uvas, cortadas

2 tangerinas fatiadas

2 maçãs, fatiadas

1 coco ralado e torrado

10-12 nozes, trituradas

método

Pegue uma tigela média e misture o leite de coco, a casca de laranja com a essência de baunilha. Depois de bem misturado, acrescente a tangerina picada junto com as maçãs e uvas picadas. Depois de misturar bem todos os ingredientes, coloque na geladeira por uma ou duas horas antes de servir a deliciosa salada. Quando a salada esfriar, sirva a salada com um sanduíche ou hambúrguer.

Aproveitar!!

fatia de salada

ingredientes

uma xícara de maionese

xícara de queijo azul

1/2 xícara de manteiga

chalotas

Casca de limão

molho inglês

folhas de salsa fresca

cunhas de iceberg

1 ovo, cozido

1 xícara de bacon esfarelado

Sal e pimenta a gosto

método

Purê de maionese com gorgonzola, leitelho, cebolinha, molho, raspas de limão e salsinha. Depois de preparar o purê, tempere a gosto e, se necessário, acrescente sal e pimenta a gosto. Agora pegue outra tigela e jogue as fatias de iceberg na tigela com o ovo de mimosa para que o ovo de mimosa espalhe os ovos cozidos pela peneira. Agora despeje o purê de maionese sobre a tigela de fatias e mimosa e misture bem. A salada é servida com bacon fresco por cima.

Aproveitar!!

Salada de Calabresa Espanhola

ingredientes

3 cebolinhas

4-5 azeitonas

2 pimentas

2 colheres de sopa. Vinagre de cereja

1 cabeça de pimentão, defumado

1 cabeça de alface romana

1 punhado de amêndoas

Um dente de alho

Fatias de pão

método

As chalotas devem ser grelhadas e depois cortadas em pedaços. Agora pegue outra tigela e coloque os pimentões e as azeitonas junto com as amêndoas, a páprica defumada, o vinagre, a alface romana e as chalotas assadas e picadas. Misture bem os ingredientes em uma tigela e reserve. Neste ponto, as fatias de pão são grelhadas e os dentes de alho são esfregados nas fatias enquanto grelham e, em seguida, a mistura de pimenta é derramada sobre o pão torrado.

Aproveitar!!

salada de mimosa

ingredientes

2 ovos, cozidos

½ xícara de manteiga

1 cabeça de alface

Vinagre

Azeite

ervas picadas

método

Pegue uma tigela média e misture a salada com manteiga, vinagre, azeite e ervas picadas. Depois de misturar os ingredientes na tigela, reserve um pouco. Enquanto isso, faça a mimosa. Para fazer uma mimosa, primeiro você precisa descascar os ovos cozidos e depois coar os ovos cozidos com uma peneira, e assim fica pronto o ovo de mimosa. Agora despeje este ovo mimosa sobre a saladeira antes de servir a deliciosa salada de mimosa.

Aproveitar!!

Salada clássica Waldorf

ingredientes

1/2 xícara de maionese

2-3 colheres de creme de leite

2 cebolinhas

2-3 colheres de sopa de salsa

Raspas e sumo de 1 limão

açúcar

2 maçãs, picadas

1 talo de aipo, picado

nozes

método

Pegue uma tigela e bata a maionese, creme azedo com cebolinha, raspas e suco de limão, salsa, pimenta e açúcar. Depois que os ingredientes na tigela estiverem bem misturados, reserve-os. Agora pegue outra tigela e adicione as maçãs, o aipo picado e as nozes. Agora pegue a mistura de maionese e tempere com maçã e aipo. Misture bem todos os ingredientes, deixe descansar um pouco na tigela e sirva em seguida a salada.

Aproveitar!!

salada de ervilha

ingredientes

limonada

1 alho picado

1 colher de chá. cominho em pó

sal

coentro

Azeite

1 xícara de feijão-fradinho

1 jalapeño picado ou em purê

2 tomates picados

2 cebolas roxas, finamente picadas

2 abacates

método

O suco de limão é misturado com alho, cominho, coentro, sal e azeite. Depois que todos esses ingredientes estiverem bem misturados, tempere a mistura com jalapeños triturados, feijão fradinho, abacate e cebola roxa picadinha. Quando todos os ingredientes estiverem bem misturados, deixe a salada descansar por alguns minutos e sirva.

Aproveitar!!

Salada de frango com presunto

ingredientes

1 fatia de pão de fermento de 1 onça, cortada em cubos de 1/2 polegada

spray para cozinhar

1/4 colher de chá de manjericão seco

1 pitada de alho em pó

1 ½ colheres de sopa de azeite extra virgem, dividido

1 onça de presunto em fatias muito finas, picado

1 colher de sopa. suco de limão fresco

1/8 colher de chá de sal

Pacotes de 1,5 onças de rúcula baby

3/4 oz queijo Asiago, ralado e dividido, cerca de 1/3 xícara

3 onças de peito de frango desossado e sem pele, em cubos

1/2 xícara de tomate cereja, cortados ao meio

método

Pré-aqueça o forno a 425 graus F. Cubra levemente uma assadeira com spray de cozinha e coloque os cubos de pão em uma única camada. Polvilhe o alho em pó e adicione o manjericão e misture bem. Leve ao forno pré-aquecido e asse por 10 minutos ou até o pão ficar crocante. Regue o azeite em uma frigideira grande antiaderente e doure o presunto até ficar crocante. Retire da panela e escorra. Misture o óleo restante, suco de limão e sal em uma tigela. Coloque a rúcula, metade do queijo e o suco em uma tigela grande, misture bem. Pouco antes de servir, decore a salada com o frango, o presunto crocante, os tomates, o queijo restante e os croutons, misture e sirva.

Aproveitar!

Deliciosa salada de rúcula com camarões

ingredientes

2 xícaras de rúcula a granel

1/2 xícara de pimentão vermelho em juliana

1/4 xícara de cenoura, cortada em juliana

1 1/2 colheres de sopa de azeite extra virgem, dividido

1 colher de chá. alecrim fresco picado

1/4 colher de chá de pimenta picada

1 dente de alho, em fatias finas

8 camarões grandes descascados e limpos

1 1/2 colher de sopa de vinagre balsâmico branco

método

Em uma tigela grande, misture a rúcula, o pimentão vermelho e a cenoura. Em uma panela grande, adicione cerca de 1 colher de sopa. óleo e aqueça em fogo médio. Coloque a pimenta, o alho e o alecrim na panela e cozinhe até o alho amolecer. Adicione o camarão e aumente o fogo. Cozinhe até que os camarões estejam cozidos. Coloque o camarão em uma tigela. Adicione o restante do azeite e vinagre à panela e aqueça até ficar bem quente. Despeje esta mistura sobre a mistura de rúcula e misture até que o molho cubra os

legumes. Decore a salada de camarão e sirva imediatamente.

Aproveitar!

Salada de camarão

ingredientes

2 fatias de bacon cortadas ao meio

1/2 libra de camarão grande, descascado e eviscerado

1/4 colher de chá de páprica

1/8 colher de chá de pimenta preta

spray para cozinhar

1/8 colher de chá de sal, separadamente

1 1/4 colheres de sopa de suco de limão fresco

3/4 colher de sopa de azeite extra virgem

1/4 colher de chá de mostarda Dijon inteira

1/2 pacote de 10 onças de alface romana

1 xícara de tomate cereja, em quartos

1/2 xícara de cenoura ralada

1/2 xícara de milho inteiro congelado, descongelado

1/2 abacate maduro, descascado, cortado em 4 fatias

método

Doure o bacon em uma frigideira até ficar crocante. Corte longitudinalmente. Limpe a panela e pulverize-a com spray de cozinha. Coloque a panela de volta no fogo e aqueça em fogo médio. Tempere os camarões com um pouco de pimenta e páprica. Adicione o camarão à panela e cozinhe até terminar. Polvilhe sal e misture bem. Em uma tigela pequena, misture o suco de limão, óleo, sal e mostarda. Combine a alface, camarão, tomate, cenoura, milho, abacate e bacon em uma

tigela e misture com o molho. Misture bem e sirva

imediatamente.

Aproveitar!

Salada de melão e presunto

ingredientes

1 1/2 xícaras de molho de mel, cubos de 1/2 polegada

1 1/2 xícaras de melão, cortado em cubos de 1/2 polegada

1 colher de sopa. hortelã fresca em fatias finas

1/2 colher de chá de suco de limão fresco

1/8 colher de chá de pimenta preta moída na hora

1 onça de presunto em fatias finas, cortado em tiras finas

1/4 xícara, 2 onças de flocos frescos de Parmigiano-Reggiano

Pimenta preta moída, opcional

raminhos de hortelã, opcional

método

Combine todos os ingredientes em uma tigela grande e misture bem até ficar bem revestido. Sirva com um pouco de pimenta e raminhos de hortelã. Sirva imediatamente.

Aproveitar!

Salada de milho e feijão branco

ingredientes

1 cabeça de endívia, cortada em quatro no sentido do comprimento e enxaguada

spray para cozinhar

1 onça de bacon, picado

1/2 abobrinha média, cortada em quartos e cortada em juliana

1/2 dente de alho, picado

1/2 xícara de milho fresco

1/4 xícara de salsa fresca picada

1/2 lata de 15 onças de feijão azul, enxaguado e escorrido

1 colher de sopa. vinagre de vinho tinto

1/2 colher de chá de azeite extra virgem

1/4 colher de chá de pimenta preta

método

Cozinhe a endívia em uma frigideira grande em fogo médio por 3 minutos ou até começar a murchar nas bordas. Limpe a panela e cubra-a com um pouco de spray de cozinha. Aqueça em fogo médio-alto e acrescente o bacon, a abobrinha e o alho e frite até ficarem macios. Adicione o milho e cozinhe por mais um minuto. Combine a mistura de milho e endívia em uma tigela grande. Adicione a salsa e o vinagre e misture bem. Adicione os outros ingredientes e misture bem. Servir.

Aproveitar!

Salada de camarão à moda tailandesa

ingredientes

2 onças de linguine cru

6 onças de camarão médio descascado e desenvolvido

1/4 xícara de suco de limão fresco

1/2 colher de sopa de açúcar

1/2 colher de sopa de Sriracha, molho picante como Huy Fong

1/2 colher de sopa de molho de peixe

2 xícaras de alface romana rasgada

3/4 xícara de cebola roxa, cortada verticalmente

1/8 xícara de cenoura, cortada em juliana

1/4 xícara de folhas de hortelã fresca picadas

1/8 xícara de coentro fresco picado

3 colheres de sopa de castanhas de caju torradas e sem sal picadas

método

Prepare a massa de acordo com as instruções da embalagem.

Quando a massa estiver quase pronta, acrescente os

camarões e cozinhe por 3 minutos. Escorra e coloque em uma

peneira. Despeje água fria sobre ele. Misture o suco de limão,

açúcar, Sriracha e molho de peixe em uma tigela. Mexa até

que o açúcar dissolva. Adicione todos os ingredientes, exceto as castanhas de caju. Atire bem. Cubra com as castanhas de caju e sirva imediatamente.

Aproveitar!

Deliciosa salada com molho picante de abacaxi

ingredientes

1/2 libra de peito de frango desossado e sem pele

1/2 colher de chá de pimenta em pó

1/4 colher de chá de sal

spray para cozinhar

3/4 xícara de abacaxi fresco em cubos de 1 polegada, cerca de 8 onças, dividido

1 colher de sopa. coentro fresco picado

1 colher de sopa. suco de laranja fresco

2 colheres de chá de vinagre de maçã

1/4 colher de chá de pimenta habanero picada

1/2 dente grande de alho

1/8 xícara de azeite extra virgem

1/2 xícara de jicama, descascada e cortada em juliana

1/3 xícara de pimentão vermelho em fatias finas

1/4 xícara de cebola roxa em fatias finas

1/2 pacote de 5 onças de espinafre fresco, cerca de 4 xícaras

método

Bata o frango até ficar homogêneo e polvilhe com sal e pimenta em pó. Pulverize o frango com spray de cozinha e coloque na grelha pré-aquecida e cozinhe até que o frango esteja pronto. Fique de lado. Coloque metade do abacaxi, suco de laranja, coentro, habanero, alho e vinagre no liquidificador e bata até ficar homogêneo. Despeje lentamente o azeite e continue mexendo até combinar e engrossar. Misture os outros ingredientes em uma tigela grande. Adicione o frango e misture bem. Despeje sobre o molho e mexa até que todos os ingredientes estejam bem cobertos pelo molho. Sirva imediatamente.

Aproveitar!

Frango grelhado e salada de rúcula

ingredientes

8,6 onças de peito de frango desossado e sem pele

1/2 colher de chá de sal

1/2 colher de chá de pimenta preta

spray para cozinhar

10 xícaras de rúcula

2 xícaras de tomates cereja multicoloridos, cortados ao meio

1/2 xícara de cebola roxa em fatias finas

1/2 xícara de molho de salada de azeite e vinagre, dividido

20 azeitonas kalamata sem caroço picadas

1 xícara de queijo de cabra esfarelado

método

Tempere o peito de frango com sal e pimenta. Pulverize uma assadeira com spray de cozinha e aqueça em fogo médio-alto. Coloque o frango na panela e cozinhe até terminar. Fique de lado. Em uma tigela, misture os tomates, a rúcula, a cebola, as azeitonas e 6 colheres de sopa. vestir-se Pincele o molho restante sobre o frango e corte em fatias. Misture o frango e o tomate, a rúcula e misture bem. Sirva imediatamente.

Aproveitar!

Salada de macarrão com molho e cebolinha

ingredientes

2 xícaras de macarrão conchiglie cru

2 xícaras de ervilha congelada

1/2 xícara de maionese de canola orgânica

1/2 xícara de leitelho sem gordura

2 colheres de sopa. cebolinha fresca picada

2 colheres de chá de tomilho fresco picado

1 colher de chá. sal

1 colher de chá. pimenta preta moída na hora

4 dentes de alho, picados

4 xícaras de rúcula frouxamente embaladas

2 colheres de chá de azeite

4 onças de presunto finamente picado, cerca de 1/2 xícara

método

Prepare a pasta de acordo com as instruções do fabricante. Quando a massa estiver quase pronta, adicione as ervilhas e cozinhe por 2 minutos. Escorra e mergulhe em água fria. Escorra novamente. Combine maionese, leitelho, cebolinha, tomilho, sal, pimenta e alho em uma tigela e misture bem. Acrescente o macarrão, as ervilhas e a rúcula e misture bem.

Doure o presunto em uma panela em fogo médio-alto até ficar crocante. Polvilhe sobre a salada e sirva.

Aproveitar!

carvão com vinagrete de tomate

ingredientes

8,6 onças de filé de carvão ártico

1 1/2 colheres de chá de sal, separadamente

1 colher de chá. pimenta preta, dividida

spray para cozinhar

8 colheres de chá de vinagre balsâmico

4 colheres de sopa de azeite extra virgem

4 colheres de chalotas picadas

2 litros de tomate cereja cortados ao meio

10 xícaras de rúcula solta e solta

4 colheres de sopa de pinhões, torrados

método

Tempere os filés de carvão ártico com um pouco de sal e pimenta. Cozinhe-os na panela por cerca de 4 minutos de cada lado. Retire os filés da panela e cubra com papel toalha. Limpe a panela de sucos. Despeje o vinagre em uma tigela pequena. Despeje o azeite aos poucos e mexa até engrossar. Adicione as chalotas e misture bem. Adicione os tomates, sal e pimenta à panela e aqueça em fogo alto e cozinhe até os tomates amolecerem. Adicione o molho e misture bem. Pouco antes de servir, coloque uma cama de rúcula em um prato, coloque o char ártico e despeje o molho de tomate sobre cada filé. Decore com algumas nozes e sirva imediatamente.

Aproveitar!

Deliciosa salada de caranguejo

ingredientes

2 colheres de sopa. casca de limão ralada

10 colheres de sopa de suco de limão fresco, dividido

2 colheres de sopa. azeite extra virgem

2 colheres de chá de mel

1 colher de chá. mostarda dijon

1/2 colher de chá de sal

1/4 colher de chá de pimenta preta moída na hora

2 xícaras de grãos de milho frescos, cerca de 2 espigas

1/2 xícara de folhas de manjericão em fatias finas

1/2 xícara de pimentão vermelho picado

4 colheres de sopa de cebola roxa bem picada

2 libras de carne de caranguejo, casca removida

16 fatias de 1/4 de polegada de espessura de bife de tomate cozido

4 xícaras de tomate cereja, cortados ao meio

método

Em uma tigela grande, misture o creme, 6 colheres de sopa.

suco de limão, azeite, mel, mostarda, sal e pimenta. Retire

cerca de 3 colheres de sopa. dessa mistura e reserve. Adicione

as 6 colheres restantes. suco de limão, milho, manjericão,

pimenta vermelha, cebola roxa e carne de caranguejo são

misturados com o suco restante e bem misturados.

Acrescente os tomates cereja e os tomates cereja e misture bem. Pouco antes de servir, despeje o suco restante por cima e sirva imediatamente.

Aproveitar!

Salada de frango e cevada

ingredientes

1 xícara de cevada crua

1/2 colher de chá de raspas de limão

6 colheres de sopa de suco de limão fresco

2 colheres de sopa. azeite extra virgem

1 colher de chá. sal kosher

1 colher de chá. Alho amassado

1/2 colher de chá de mel

1/4 colher de chá de pimenta preta moída na hora

2 xícaras de peito de frango desossado e sem pele, desfiado

1 xícara de pepino inglês em cubos

1 xícara de pimentão vermelho

2/3 xícara de cebolinha verde em fatias finas

2 colheres de sopa. endro fresco picado

1 xícara de queijo de cabra esfarelado

método

Prepare a cevada de acordo com as instruções do fabricante. Escorra e deixe de molho em água fria, escorra novamente e coloque em uma tigela grande. Misture as raspas de limão, suco de limão, óleo, kosher, alho, mel e pimenta em uma tigela. Bata até combinado. Despeje esta mistura sobre a massa preparada e misture bem. Misture o frango, o pepino, o pimentão vermelho, a cebolinha e o endro. Atire bem.

Cubra com o queijo e sirva imediatamente.

Aproveitar!

Salada de alabote e pêssego

ingredientes

6 colheres de sopa de azeite extra virgem, dividido

8 filés de alabote de 6 onças

1 colher de chá. sal kosher, dividido

1 colher de chá. pimenta-do-reino moída na hora, dividida

4 colheres de sopa de hortelã fresca picada

4 colheres de sopa de suco de limão fresco

2 colheres de sopa de maple syrup

12 xícaras de folhas de espinafre baby

4 pêssegos médios cortados ao meio e fatiados

1 pepino inglês, cortado ao meio no sentido do comprimento e fatiado

1/2 xícara de amêndoas laminadas torradas

método

Polvilhe o filé de alabote com um pouco de sal e pimenta. Coloque o peixe na frigideira quente e cozinhe por 6 minutos de cada lado, ou até que o peixe se desfaça facilmente quando cortado com um garfo. Combine sal, pimenta, óleo, suco de limão, hortelã e xarope de bordo em uma tigela grande e mexa até combinado. Adicione o espinafre, os pêssegos e o pepino e misture bem. Para servir, sirva o bife sobre uma cama de alface e decore com algumas amêndoas.

Aproveitar!

Salada de beterraba e queijo

ingredientes

2 xícaras de folhas de hortelã fresca picadas

2/3 xícara de cebola roxa, cortada em fatias finas na vertical

2,6 onças de couve

1/2 xícara de iogurte grego 2% com baixo teor de gordura

4 colheres de sopa de manteiga sem gordura

4 colheres de chá de vinagre de vinho branco

3 colheres de sopa de azeite extra virgem

1/2 colher de chá de sal kosher

1/2 colher de chá de pimenta preta moída na hora

8 ovos grandes cozidos, cortados em quartos no sentido do comprimento

Pacote de 2,8 onças cozidas no vapor, beterraba descascada, esquartejada

1 xícara de nozes picadas grosseiramente

4 onças de queijo azul, desintegrado

método

Em uma tigela grande, misture a cebola, a couve, os ovos, a beterraba e a hortelã. Em outra tigela, misture o iogurte grego, o leitelho, o vinagre, o óleo, o sal e a pimenta. Mexa até que todos os ingredientes estejam bem combinados.

Pouco antes de servir, despeje o molho sobre a salada e sirva com nozes e queijo.

salada verde italiana

ingredientes

4 xícaras de alface romana, picada, lavada e seca

2 xícaras de escarola rasgada

2 xícaras de radicchio, quebrado

2 xícaras de alface roxa picada

1/2 xícara de cebolinha verde picada

1 pimentão vermelho, cortado em rodelas

1 pimentão verde, cortado em rodelas

24 tomates cereja

1/2 xícara de óleo de semente de uva

1/4 xícara de manjericão fresco picado

1/2 xícara de vinagre balsâmico

1/4 xícara de suco de limão

Sal e pimenta a gosto

método

Para a salada: Em uma tigela, misture alface romana, escarola, alface roxa, radicchio, cebolinha, tomate cereja, pimentão verde e vermelho.

Para o molho: Em uma tigela pequena, misture o manjericão, o vinagre balsâmico, o óleo de semente de uva e o suco de limão e misture bem. Tempere com sal e pimenta.

Pouco antes de servir, despeje o molho sobre a salada e misture bem. Sirva imediatamente.

Aproveitar!

Salada de Brócolis e Cranberry

ingredientes

1/4 xícara de vinagre balsâmico

2 colheres de sopa de mostarda Dijon

2 colheres de sopa de maple syrup

2 dentes de alho, picados

1 colher de chá. casca de limão ralada

Sal e pimenta a gosto

1 xícara de óleo de canola

Pacotes de 2,16 onças de mistura de brócolis e salada de repolho

1 xícara de cranberries secas

1/2 xícara de cebolinha verde picada

1/2 xícara de nozes picadas

método

Despeje o vinagre em uma tigela média. Adicione mostarda Dijon, alho, raspas de limão e xarope de bordo. Bata bem e acrescente o azeite aos poucos e misture bem. Em uma tigela grande, adicione brócolis rabe, cebola verde, cranberries secas e cebola. Despeje o molho sobre a salada e misture bem. Leve à geladeira e deixe esfriar por meia hora. Decore com nozes e sirva imediatamente.

Aproveitar!

Deliciosa salada Marconi

ingredientes

2 xícaras de cotovelos de macarrão cru

1/2 xícara de maionese

2 colheres de sopa. vinagre branco destilado

1/3 xícara de açúcar branco

1 colher de sopa. e 3/4 colheres de chá. mostarda amarela pronta

3/4 colher de chá de sal

1/4 colher de chá de pimenta preta

1/2 cebola grande, picada

1 talo de aipo, picado

1/2 pimentão verde, sem sementes e picado

2 colheres de sopa. cenoura ralada, opcional

1 colher de sopa. pimenta malagueta picada, opcional

método

Prepare o macarrão de acordo com as instruções do fabricante. Escorra, mergulhe em água fria e escorra novamente. Combine maionese, açúcar, mostarda, vinagre, pimenta e sal em uma tigela grande. Adicione o pimentão verde, aipo, pimenta da Jamaica, cenoura e macarrão e misture bem. Refrigere durante a noite antes de servir.

Aproveitar

Salada de batata e bacon

ingredientes

1 quilo de batatas novas vermelhas limpas e lavadas

3 ovos

1/2 libra de bacon

1/2 cebola, finamente picada

1/2 talo de aipo, finamente picado

1 xícara de maionese

Sal e pimenta a gosto

método

Cozinhe as batatas em água fervente até ficarem macias.

Escorra e deixe esfriar na geladeira. Ferva os ovos cozidos em

água fervente, mergulhe em água fria, descasque e pique.

Doure o bacon em uma frigideira. Escorra e esfarele em

pedaços menores. Corte as batatas frias em pedaços

pequenos. Misture todos os ingredientes em uma tigela grande. Sirva frio.

Aproveitar!

Salada de Alface e Roquefort

ingredientes

2 cabeças de alface, cortadas em pedaços pequenos

6 peras - descascadas, sem caroço e picadas

10 onças de queijo Roquefort, desintegrado

2 abacates - descascados, sem caroço e picados

1 xícara de cebolinha verde em fatias finas

1/2 xícara de açúcar branco

1 xícara de pecans

2/3 xícara de azeite

1/4 xícara e 2 colheres de sopa. vinagre de vinho tinto

1 colher de sopa. açúcar branco

1 colher de sopa. mostarda preparada

2 dentes de alho, picados

1 colher de chá. sal

Pimenta preta moída na hora a gosto

método

Adicione 1/2 xícara de açúcar de nozes à panela. Aqueça em fogo médio até que o açúcar se dissolva e as nozes fiquem caramelizadas. Despeje a mistura lentamente sobre o papel manteiga e deixe esfriar. Corte em pedaços e reserve. Despeje o azeite, vinagre de vinho tinto, 1 colher de sopa. açúcar, mostarda, alho, pimenta e sal em um processador de alimentos e processe até que todos os ingredientes estejam combinados. Adicione todos os ingredientes restantes a uma saladeira grande e despeje o molho por cima. Misture bem para cobrir. Cubra com as nozes caramelizadas e sirva.

Aproveitar!

Salada de atum

ingredientes

2 latas de 7 onças de atum voador, escorrido e em flocos

3/4 xícara de maionese ou molho para salada

2 colheres de sopa. parmesão

1/4 xícara e 2 colheres de sopa. molho doce em conserva

1/4 colher de chá de flocos de cebola seca picada

1/2 colher de chá de caril em pó

2 colheres de sopa. salsa seca

2 colheres de chá de endro seco

2 pitadas de alho em pó

método

Em uma tigela média, adicione atum voador, maionese, queijo parmesão, picles doces e picles. Misture bem. Polvilhe curry, salsa, endro e alho em pó no pó e misture bem. Sirva imediatamente.

Aproveitar!

salada de macarrão

ingredientes

2 quilos de macarrão conchiglie

1/2 libra de salame Gênova, picado

1/2 libra de linguiça calabresa picada

1 libra de queijo Asiago, ralado

2 latas de 6 onças azeitonas pretas, escorridas e picadas

2 pimentões vermelhos, picados

2 pimentões verdes, picados

6 tomates picados

Pacotes mistos de 2,7 onças de molho de salada italiano seco

1-1/2 xícaras de azeite extra virgem

1/2 xícara de vinagre balsâmico

1/4 xícara de orégano seco

2 colheres de sopa. salsa seca

2 colheres de sopa. Queijo parmesão ralado

Sal e pimenta preta moída a gosto

método

Cozinhe a massa de acordo com as instruções do fabricante.

Escorra e mergulhe em água fria. Escorra novamente.

Adicione o macarrão, pimentão, salame, azeitonas pretas,

queijo Asiago, tomate, pimentão vermelho e pimentão verde

a uma tigela grande. Misture bem. Polvilhe a mistura de

temperos por cima e misture bem. Cubra com película

aderente e deixe arrefecer.

Para o molho: coloque em uma tigela o azeite, orégano, vinagre balsâmico, parmesão, salsinha, pimenta e sal. Bata bem até combinado. Pouco antes de servir, despeje o molho sobre a salada e misture. Sirva imediatamente.

Aproveitar!

Salada de frango com pasta de gergelim

ingredientes

1/2 xícara de sementes de gergelim

2,16 oz macarrão gravata borboleta

1 xícara de óleo vegetal

2/3 xícara de luz, molho de soja leve

2/3 xícara de vinagre de arroz

2 colheres de chá de óleo de gergelim

1/4 xícara e 2 colheres de sopa. açúcar branco

1 colher de chá. gengibre em pó

1/2 colher de chá de pimenta preta

6 xícaras de peito de frango cozido e desfiado

2/3 xícara de coentro fresco picado

2/3 xícara de cebolinha verde picada

método

Toste levemente as sementes de gergelim em uma panela em fogo médio-alto até que o aroma preencha a cozinha. Fique de lado. Cozinhe a massa de acordo com as instruções do fabricante. Escorra, mergulhe em água fria, escorra e coloque em uma tigela. Misture o óleo vegetal, vinagre de arroz, molho de soja, açúcar, óleo de gergelim, gengibre, pimenta e sementes de gergelim até que todos os ingredientes estejam combinados. Despeje o molho preparado sobre a massa e misture bem até que o molho cubra a massa. Adicione a cebolinha, o coentro e o frango e misture bem. Sirva imediatamente.

Aproveitar!

salada de batata tradicional

ingredientes

10 batatas

6 ovos

2 xícaras de aipo picado

1 xícara de cebola picada

1 xícara de pepino doce

1/2 colher de chá de sal de alho temperado

1/2 colher de chá de sal de aipo

2 colheres de sopa. mostarda preparada

Pimenta preta moída a gosto

1/2 xícara de maionese

método

Ferva as batatas em água fervente com sal até ficarem macias, mas não moles. Escorra a água e descasque as batatas. Corte em pedaços pequenos. Ferva os ovos cozidos e descasque e pique. Misture delicadamente todos os ingredientes em uma tigela grande. Não seja muito rude ou você quebrará as batatas e os ovos. Sirva frio.

Aproveitar!

quinoa Tabbouleh

ingredientes

4 xícaras de água

2 xícaras de quinua

2 pitadas de sal

1/2 xícara de azeite

1 colher de chá. sal marinho

1/2 xícara de suco de limão

6 tomates picados

2 pepinos em cubos

4 maços de cebolinha verde picada

4 cenouras raladas

2 xícaras de salsa fresca, picada

método

Ferva um pouco de água em uma panela. Adicione uma pitada de sal e quinoa. Cubra a panela com uma tampa e deixe o líquido ferver por cerca de 15 a 20 minutos. Quando estiver cozido, retire do fogo e mexa com um garfo para esfriar mais rápido. Enquanto a quinoa esfria, coloque os ingredientes restantes em uma tigela grande. Adicione a quinoa resfriada e misture bem. Sirva imediatamente.

Aproveitar!

salada morena

ingredientes

2 xícaras de iogurte

2 xícaras de creme de leite fresco

1 xícara de macarrão cozido

2-3 pimentões picados

3 c. de sopa de coentros picados

3 colheres de açúcar

sal a gosto

método

Combine todos os ingredientes em uma tigela grande e leve à geladeira durante a noite. Sirva frio.

Aproveitar!

Salada de morango e queijo feta

ingredientes

1/2 xícara de amêndoas fatiadas

1 dente de alho, picado

1/2 colher de chá de mel

1/2 colher de chá de mostarda Dijon

2 colheres de sopa. vinagre de framboesa

1 colher de sopa. vinagre balsâmico

1 colher de sopa. açúcar mascavo

1/2 xícara de óleo vegetal

1/2 cabeça de alface romana, rasgada

1 xícara de morangos frescos, fatiados

1/2 xícara de queijo feta esfarelado

método

Toste as amêndoas em uma frigideira em fogo médio. Fique de lado. Misture mel, alho, mostarda, dois vinagres, óleo vegetal e açúcar mascavo em uma tigela. Misture todos os ingredientes em uma saladeira grande com amêndoas torradas. Despeje o molho na hora de servir, agite bem e sirva imediatamente.

Aproveitar!

Salada de pepino

ingredientes

2 pepinos grandes, cortados em pedaços de 1/2 polegada

1 xícara de iogurte integral

2 colheres de chá de endro, finamente picado

sal a gosto

método

Bata o iogurte até ficar homogêneo. Adicione o pepino, o endro e o sal e misture bem. Deixe esfriar durante a noite e sirva com endro.

Aproveitar!

uma salada colorida

ingredientes

2 xícaras de grãos de milho, cozidos

1 pimentão verde, picado

1 pimentão vermelho, picado

1 pimentão amarelo, picado

2 tomates, sem sementes, em cubos

2 batatas, cozidas, picadas

1 xícara de suco de limão

2 colheres de chá de manga seca em pó

sal a gosto

2 colheres de sopa. coentros, picados, para decorar

método

Misture todos os ingredientes, exceto o coentro, em uma tigela grande. Tempere a gosto. Leve à geladeira durante a noite. Pouco antes de servir, cubra com coentro.

Aproveitar!

salada de grão de bico

ingredientes

1,15 onças de grão-de-bico, escorrido

1 pepino cortado ao meio e fatiado

6 tomates cereja cortados ao meio

1/4 cebola roxa, picada

1 dente de alho, picado

1/2 azeitonas pretas de 15 onças, escorridas e picadas

1/2 onça de queijo feta esfarelado

1/4 xícara de molho italiano para salada

1/4 limão, espremido

1/4 colher de chá de sal de alho temperado

1/4 colher de chá de pimenta preta

1 colher de sopa. para decorar o creme

método

Misture todos os ingredientes em uma tigela grande e leve à geladeira por pelo menos 3 horas antes de servir.

Misture feijão, pepino, tomate, cebola roxa, alho, azeitonas, queijo, molho para salada, suco de limão, alho, sal e pimenta. Misture e leve à geladeira por 2 horas antes de servir. Sirva frio. Sirva decorado com creme.

Aproveitar!

Salada picante de abacate e pepino

ingredientes

4 pepinos médios, em cubos

4 abacates picados

1/2 xícara de coentro fresco picado

2 dentes de alho, picados

1/4 xícara de cebola verde picada, opcional

1/2 colher de chá de sal

pimenta preta a gosto

1/2 limão grande

2 limas

método

Combine todos os ingredientes, exceto o suco de limão em uma tigela grande. Refrigerar durante pelo menos uma hora.

Despeje o suco de limão sobre a salada antes de servir e sirva imediatamente.

Aproveitar!

Salada de manjericão, queijo feta e tomate

ingredientes

12 tomates cereja Roma picados

2 pepinos pequenos, descascados, cortados em quartos no sentido do comprimento e picados

6 cebolas verdes picadas

1/2 xícara de folhas de manjericão fresco, cortadas em tiras finas

1/4 xícara e 2 colheres de sopa. azeite

1/4 xícara de vinagre balsâmico

1/4 xícara e 2 colheres de sopa. queijo feta em pedaços

sal e pimenta-do-reino moída na hora a gosto

método

Combine todos os ingredientes em uma saladeira grande.

Tempere a gosto e sirva imediatamente.

Aproveitar!

Salada de macarrão e espinafre

ingredientes

1/2 pacote de 12 onças de macarrão farfalle

5 onças de espinafre baby, enxaguadas e cortadas em pedaços pequenos

1 onça de queijo feta esfarelado com manjericão e tomate

1/2 cebola roxa, picada

1/2 azeitonas pretas de 15 onças, escorridas e picadas

1/2 xícara de molho italiano para salada

2 dentes de alho, picados

1/2 limão, espremido

1/4 colher de chá de sal de alho temperado

1/4 colher de chá de pimenta preta

método

Prepare a pasta de acordo com as instruções do fabricante. Escorra e mergulhe em água fria. Escorra novamente e coloque em uma tigela grande. Adicione o espinafre, o queijo, as azeitonas e a cebola roxa. Em outra tigela, misture o molho de salada, suco de limão, alho, pimenta e sal de alho. Bata até combinado. Despeje sobre a salada e sirva imediatamente.

Aproveitar!

Tomate seco cevada e manjericão

ingredientes

1 xícara de macarrão de cevada crua

1/4 xícara de folhas frescas de manjericão picadas

2 colheres de sopa. e 2 colheres de chá. Tomates secos picados em óleo

1 colher de sopa. azeite

1/4 xícara e 2 colheres de sopa. Queijo parmesão ralado

1/4 colher de chá de sal

1/4 colher de chá de pimenta preta

método

Prepare a pasta de acordo com as instruções do fabricante.

Escorra e mergulhe em água fria. Coe novamente e reserve.

Coloque os tomates secos e o manjericão em um processador de alimentos e bata até ficar homogêneo. Junte todos os ingredientes em uma tigela grande e misture bem. Tempere a gosto. Esta salada pode ser servida em temperatura ambiente ou fria.

Aproveitar!

Salada cremosa de frango

ingredientes

2 xícaras de maionese

2 colheres de sopa. açúcar ou mais, dependendo da doçura da sua maionese

2 colheres de chá de pimenta

1 peito de frango, sem osso e sem pele

1 pitada de alho em pó

1 pitada de cebola em pó

1 colher de sopa. coentro picado

sal a gosto

método

Frite o peito de frango até ficar cozido. Deixe esfriar e corte em pedaços pequenos. Junte todos os ingredientes em uma tigela grande e misture bem. Tempere a gosto e sirva frio.

Aproveitar!

Grama Verde Refrescante

ingredientes

2 xícaras de grama verde

1 xícara de iogurte grosso

1 colher de chá. Pimenta em pó

2 colheres de sopa. açúcar

sal a gosto

método

Ferva a água em uma panela e adicione uma pitada de sal e grama verde. Cozinhe até quase pronto e escorra. Enxágue com água fria e reserve. Bata o iogurte até ficar homogêneo. Adicione a pimenta em pó, o açúcar e o sal e misture bem. Coloque o iogurte na geladeira por algumas horas. Pouco antes de servir, retire o grama verde do prato de servir e sirva com o iogurte preparado. Sirva imediatamente.

Aproveitar!

Salada de abacate e rúcula com queijo feta

ingredientes

1 abacate maduro, lavado

Um punhado de folhas de rúcula

1 toranja rosa, com sementes

3 c. de sopa de vinagre balsâmico

4 colheres de sopa de azeite

1 colher de chá. mostarda

½ xícara de queijo feta, esfarelado

método

Retire a parte carnuda do abacate e coloque-o em uma tigela. Adicione o vinagre balsâmico e o azeite e bata até ficar homogêneo. Adicione o restante dos ingredientes, exceto o queijo feta e misture bem. Sirva com queijo feta esfarelado.

Aproveitar!

Salada de grão de bico verde germinado

ingredientes

1 xícara de brotos de grama verde

1/4 xícara de pepino em cubos e sementes

1/4 xícara de tomate picado sem sementes

2 colheres de sopa. e 2 colheres de chá. cebola verde picada

1 colher de sopa. coentro fresco picado

1/4 xícara de rabanetes em fatias finas, opcional

1-1/2 colher de chá de azeite

1 colher de sopa. suco de limão

1-1/2 colheres de chá de vinagre de vinho branco

3/4 colher de chá de orégano seco

1/4 colher de chá de alho em pó

3/4 colher de chá de caril em pó

1/4 colher de chá de mostarda em pó

1/2 pitada de sal e pimenta a gosto

método

Combine todos os ingredientes em uma tigela grande e misture até que todos os ingredientes estejam cobertos com óleo. Deixe esfriar na geladeira por algumas horas antes de servir.

Aproveitar!

salada de grão de bico

ingredientes

2-1/4 libras de grão-de-bico, escorrido

1/4 xícara de cebola roxa, picada

4 dentes de alho, picados

2 tomates picados

1 xícara de salsinha picada

1/4 xícara e 2 colheres de sopa. azeite

2 colheres de sopa. suco de limão

Sal e pimenta a gosto

método

Junte todos os ingredientes em uma tigela grande e misture bem. Leve à geladeira durante a noite. Sirva frio.

Aproveitar!

www.ingramcontent.com/pod-product-compliance
Lightning Source LLC
Chambersburg PA
CBHW070402120526
44590CB00014B/1218